Ce carnet appartient à

. . . .

CONTACTS

NOM :

ADRESSE :

EMAIL :

NOTE PERSONNELLE :

TELEPHONE

NOM :

ADRESSE :

EMAIL :

NOTE PERSONNELLE :

TELEPHONE

NOM :

ADRESSE :

EMAIL :

NOTE PERSONNELLE :

TELEPHONE

NOM :

ADRESSE :

EMAIL :

NOTE PERSONNELLE :

TELEPHONE

MÉDECINS

NOM :

ADRESSE :

EMAIL :

TELEPHONE

NOTE PERSONNELLE :

NOM :

ADRESSE :

EMAIL :

TELEPHONE

NOTE PERSONNELLE :

NOM :

ADRESSE :

EMAIL :

TELEPHONE

NOTE PERSONNELLE :

NOM :

ADRESSE :

EMAIL :

TELEPHONE

NOTE PERSONNELLE :

RENDEZ-VOUS MEDICAUX

DATE :

MEDECIN :

ADRESSE :

TELEPHONE :

NE PAS OUBLIER DE :

DATE :

MEDECIN :

ADRESSE :

TELEPHONE :

NE PAS OUBLIER DE :

DATE :

MEDECIN :

ADRESSE :

TELEPHONE :

NE PAS OUBLIER DE :

RENDEZ-VOUS MEDICAUX

DATE :

MEDECIN :

ADRESSE :

TELEPHONE :

NE PAS OUBLIER DE :

DATE :

MEDECIN :

ADRESSE :

TELEPHONE :

NE PAS OUBLIER DE :

DATE :

MEDECIN :

ADRESSE :

TELEPHONE :

NE PAS OUBLIER DE :

RENDEZ-VOUS MEDICAUX

DATE :

MEDECIN :

ADRESSE :

TELEPHONE :

NE PAS OUBLIER DE :

DATE :

MEDECIN :

ADRESSE :

TELEPHONE :

NE PAS OUBLIER DE :

DATE :

MEDECIN :

ADRESSE :

TELEPHONE :

NE PAS OUBLIER DE :

RENDEZ-VOUS MEDICAUX

DATE :

MEDECIN :

ADRESSE :

TELEPHONE :

NE PAS OUBLIER DE :

DATE :

MEDECIN :

ADRESSE :

TELEPHONE :

NE PAS OUBLIER DE :

DATE :

MEDECIN :

ADRESSE :

TELEPHONE :

NE PAS OUBLIER DE :

LA JOURNÉE DE MON BÉBÉ

Suivi quotidien

DATE :

	TETEES / BIBERONS		ACTIVITE et SOMMEIL		COUCHES	
Heure	Sein	Observation	Activité	Sieste	Urines	Selles
	G / D					
	G / D					
	G / D					
	G / D					
	G / D					
	G / D					
	G / D					
	G / D					
	G / D					
	G / D					
	G / D					
	G / D					
	G / D					
	G / D					
	G / D					
	G / D					
	G / D					
	G / D					
	G / D					

OBSERVATIONS PARTICULIERES OU INTERROGATIONS

LA NUIT DE MON BÉBÉ

Suivi quotidien

DATE :

Heure	Sein	Observation	Eveil	Sommeil	Urines	Selles
	G / D					
	G / D					
	G / D					
	G / D					
	G / D					
	G / D					
	G / D					
	G / D					
	G / D					
	G / D					
	G / D					
	G / D					
	G / D					
	G / D					
	G / D					
	G / D					
	G / D					
	G / D					
	G / D					

(Column groups: **TETEES / BIBERONS** — Heure, Sein, Observation; **TEMPS D'EVEIL et SOMMEIL** — Eveil, Sommeil; **COUCHES** — Urines, Selles)

OBSERVATIONS PARTICULIERES OU INTERROGATIONS

LA JOURNÉE DE MON BÉBÉ

Souvenirs du jour

DATE :

LA JOURNÉE DE MON BÉBÉ

Suivi quotidien

DATE :

Heure	Sein	Observation	Activité	Sieste	Urines	Selles
		TETEES / BIBERONS	**ACTIVITE et SOMMEIL**		**COUCHES**	
	G / D					
	G / D					
	G / D					
	G / D					
	G / D					
	G / D					
	G / D					
	G / D					
	G / D					
	G / D					
	G / D					
	G / D					
	G / D					
	G / D					
	G / D					
	G / D					
	G / D					
	G / D					
	G / D					

OBSERVATIONS PARTICULIERES OU INTERROGATIONS

____

____

____

____

LA NUIT DE MON BÉBÉ

Suivi quotidien

DATE :

Heure	Sein	Observation	Eveil	Sommeil	Urines	Selles
		TETEES / BIBERONS		TEMPS D'EVEIL et SOMMEIL		COUCHES
	G / D					
	G / D					
	G / D					
	G / D					
	G / D					
	G / D					
	G / D					
	G / D					
	G / D					
	G / D					
	G / D					
	G / D					
	G / D					
	G / D					
	G / D					
	G / D					
	G / D					
	G / D					
	G / D					

OBSERVATIONS PARTICULIERES OU INTERROGATIONS

____

____

____

____

LA JOURNÉE DE MON BÉBÉ

Souvenirs du jour

DATE :

LA JOURNÉE DE MON BÉBÉ

Souvenirs du jour

DATE :

LA JOURNÉE DE MON BÉBÉ

Suivi quotidien

DATE :

	TETEES / BIBERONS		ACTIVITE et SOMMEIL		COUCHES	
Heure	Sein	Observation	Activité	Sieste	Urines	Selles
	G / D					
	G / D					
	G / D					
	G / D					
	G / D					
	G / D					
	G / D					
	G / D					
	G / D					
	G / D					
	G / D					
	G / D					
	G / D					
	G / D					
	G / D					
	G / D					
	G / D					
	G / D					
	G / D					

OBSERVATIONS PARTICULIERES OU INTERROGATIONS

LA NUIT DE MON BÉBÉ

Suivi quotidien

DATE :

TETEES / BIBERONS			TEMPS D'EVEIL et SOMMEIL		COUCHES	
Heure	Sein	Observation	Eveil	Sommeil	Urines	Selles
	G / D					
	G / D					
	G / D					
	G / D					
	G / D					
	G / D					
	G / D					
	G / D					
	G / D					
	G / D					
	G / D					
	G / D					
	G / D					
	G / D					
	G / D					
	G / D					
	G / D					
	G / D					
	G / D					

OBSERVATIONS PARTICULIERES OU INTERROGATIONS

LA JOURNÉE DE MON BÉBÉ

Souvenirs du jour

DATE :

LA JOURNÉE DE MON BÉBÉ

Suivi quotidien

DATE :

Heure	Sein	Observation	Activité	Sieste	Urines	Selles
	TETEES / BIBERONS		ACTIVITE et SOMMEIL		COUCHES	
	G / D					
	G / D					
	G / D					
	G / D					
	G / D					
	G / D					
	G / D					
	G / D					
	G / D					
	G / D					
	G / D					
	G / D					
	G / D					
	G / D					
	G / D					
	G / D					
	G / D					
	G / D					
	G / D					

OBSERVATIONS PARTICULIERES OU INTERROGATIONS

LA NUIT DE MON BÉBÉ

Suivi quotidien

DATE :

Heure	Sein	Observation	Eveil	Sommeil	Urines	Selles
	G / D					
	G / D					
	G / D					
	G / D					
	G / D					
	G / D					
	G / D					
	G / D					
	G / D					
	G / D					
	G / D					
	G / D					
	G / D					
	G / D					
	G / D					
	G / D					
	G / D					
	G / D					
	G / D					

Table header groups: **TETEES / BIBERONS** (Heure, Sein, Observation) — **TEMPS D'EVEIL et SOMMEIL** (Eveil, Sommeil) — **COUCHES** (Urines, Selles)

OBSERVATIONS PARTICULIERES OU INTERROGATIONS

____

____

____

____

LA NUIT DE MON BÉBÉ

Suivi quotidien

DATE :

Heure	Sein	Observation	Eveil	Sommeil	Urines	Selles
	G / D					
	G / D					
	G / D					
	G / D					
	G / D					
	G / D					
	G / D					
	G / D					
	G / D					
	G / D					
	G / D					
	G / D					
	G / D					
	G / D					
	G / D					
	G / D					
	G / D					
	G / D					
	G / D					

TETEES / BIBERONS — TEMPS D'EVEIL et SOMMEIL — COUCHES

OBSERVATIONS PARTICULIERES OU INTERROGATIONS

____

____

____

____

LA JOURNÉE DE MON BÉBÉ

Souvenirs du jour

DATE :

LA JOURNÉE DE MON BÉBÉ

Suivi quotidien

DATE :

	TETEES / BIBERONS		ACTIVITE et SOMMEIL		COUCHES	
Heure	Sein	Observation	Activité	Sieste	Urines	Selles
	G / D					
	G / D					
	G / D					
	G / D					
	G / D					
	G / D					
	G / D					
	G / D					
	G / D					
	G / D					
	G / D					
	G / D					
	G / D					
	G / D					
	G / D					
	G / D					
	G / D					
	G / D					
	G / D					

OBSERVATIONS PARTICULIERES OU INTERROGATIONS

LA NUIT DE MON BÉBÉ

Suivi quotidien

DATE :

Heure	Sein	Observation	Eveil	Sommeil	Urines	Selles
	G / D					
	G / D					
	G / D					
	G / D					
	G / D					
	G / D					
	G / D					
	G / D					
	G / D					
	G / D					
	G / D					
	G / D					
	G / D					
	G / D					
	G / D					
	G / D					
	G / D					
	G / D					
	G / D					

Les colonnes **TETEES / BIBERONS** regroupent *Heure*, *Sein* et *Observation*. **TEMPS D'EVEIL et SOMMEIL** regroupe *Eveil* et *Sommeil*. **COUCHES** regroupe *Urines* et *Selles*.

OBSERVATIONS PARTICULIERES OU INTERROGATIONS

LA JOURNÉE DE MON BÉBÉ

Souvenirs du jour

DATE :

LA JOURNÉE DE MON BÉBÉ

Suivi quotidien

DATE :

	TETEES / BIBERONS		ACTIVITE et SOMMEIL		COUCHES	
Heure	Sein	Observation	Activité	Sieste	Urines	Selles
	G / D					
	G / D					
	G / D					
	G / D					
	G / D					
	G / D					
	G / D					
	G / D					
	G / D					
	G / D					
	G / D					
	G / D					
	G / D					
	G / D					
	G / D					
	G / D					
	G / D					
	G / D					
	G / D					

OBSERVATIONS PARTICULIERES OU INTERROGATIONS

LA JOURNÉE DE MON BÉBÉ

Suivi quotidien

DATE :

TETEES / BIBERONS			ACTIVITE et SOMMEIL		COUCHES	
Heure	Sein	Observation	Activité	Sieste	Urines	Selles
	G / D					
	G / D					
	G / D					
	G / D					
	G / D					
	G / D					
	G / D					
	G / D					
	G / D					
	G / D					
	G / D					
	G / D					
	G / D					
	G / D					
	G / D					
	G / D					
	G / D					
	G / D					
	G / D					

OBSERVATIONS PARTICULIERES OU INTERROGATIONS

LA NUIT DE MON BÉBÉ

Suivi quotidien

DATE :

TETEES / BIBERONS			TEMPS D'EVEIL et SOMMEIL		COUCHES	
Heure	Sein	Observation	Eveil	Sommeil	Urines	Selles
	G / D					
	G / D					
	G / D					
	G / D					
	G / D					
	G / D					
	G / D					
	G / D					
	G / D					
	G / D					
	G / D					
	G / D					
	G / D					
	G / D					
	G / D					
	G / D					
	G / D					
	G / D					
	G / D					

OBSERVATIONS PARTICULIERES OU INTERROGATIONS

LA JOURNÉE DE MON BÉBÉ

Souvenirs du jour

DATE :

NOTES GENERALES

LA JOURNÉE DE MON BÉBÉ

Suivi quotidien

DATE :

	TETEES / BIBERONS		ACTIVITE et SOMMEIL		COUCHES	
Heure	Sein	Observation	Activité	Sieste	Urines	Selles
	G / D					
	G / D					
	G / D					
	G / D					
	G / D					
	G / D					
	G / D					
	G / D					
	G / D					
	G / D					
	G / D					
	G / D					
	G / D					
	G / D					
	G / D					
	G / D					
	G / D					
	G / D					
	G / D					

OBSERVATIONS PARTICULIERES OU INTERROGATIONS

____

____

____

____

LA NUIT DE MON BÉBÉ

Suivi quotidien

DATE :

Heure	Sein	Observation	Eveil	Sommeil	Urines	Selles
	G / D					
	G / D					
	G / D					
	G / D					
	G / D					
	G / D					
	G / D					
	G / D					
	G / D					
	G / D					
	G / D					
	G / D					
	G / D					
	G / D					
	G / D					
	G / D					
	G / D					
	G / D					
	G / D					

Columns grouped under: **TETEES / BIBERONS** (Heure, Sein, Observation), **TEMPS D'EVEIL et SOMMEIL** (Eveil, Sommeil), **COUCHES** (Urines, Selles).

OBSERVATIONS PARTICULIERES OU INTERROGATIONS

____

____

____

____

LA JOURNÉE DE MON BÉBÉ

Souvenirs du jour

DATE :

LA JOURNÉE DE MON BÉBÉ

Suivi quotidien

DATE :

Heure	Sein	Observation	Activité	Sieste	Urines	Selles
	G / D					
	G / D					
	G / D					
	G / D					
	G / D					
	G / D					
	G / D					
	G / D					
	G / D					
	G / D					
	G / D					
	G / D					
	G / D					
	G / D					
	G / D					
	G / D					
	G / D					
	G / D					
	G / D					

TETEES / BIBERONS — **ACTIVITE et SOMMEIL** — **COUCHES**

OBSERVATIONS PARTICULIERES OU INTERROGATIONS

LA NUIT DE MON BÉBÉ

Suivi quotidien

DATE :

Heure	Sein	Observation	Eveil	Sommeil	Urines	Selles
	TETEES / BIBERONS		TEMPS D'EVEIL et SOMMEIL		COUCHES	
	G / D					
	G / D					
	G / D					
	G / D					
	G / D					
	G / D					
	G / D					
	G / D					
	G / D					
	G / D					
	G / D					
	G / D					
	G / D					
	G / D					
	G / D					
	G / D					
	G / D					
	G / D					
	G / D					

OBSERVATIONS PARTICULIERES OU INTERROGATIONS

____

____

____

____

LA JOURNÉE DE MON BÉBÉ

Souvenirs du jour

DATE :

LA JOURNÉE DE MON BÉBÉ

Suivi quotidien

DATE :

Heure	Sein	Observation	Activité	Sieste	Urines	Selles
	G / D					
	G / D					
	G / D					
	G / D					
	G / D					
	G / D					
	G / D					
	G / D					
	G / D					
	G / D					
	G / D					
	G / D					
	G / D					
	G / D					
	G / D					
	G / D					
	G / D					
	G / D					
	G / D					

TETEES / BIBERONS spans Sein and Observation. *ACTIVITE et SOMMEIL* spans Activité and Sieste. *COUCHES* spans Urines and Selles.

OBSERVATIONS PARTICULIERES OU INTERROGATIONS

____

____

____

____

LA NUIT DE MON BÉBÉ

Suivi quotidien

DATE :

Heure	Sein	Observation	Eveil	Sommeil	Urines	Selles
	G / D					
	G / D					
	G / D					
	G / D					
	G / D					
	G / D					
	G / D					
	G / D					
	G / D					
	G / D					
	G / D					
	G / D					
	G / D					
	G / D					
	G / D					
	G / D					
	G / D					
	G / D					
	G / D					

(En-têtes : TETEES / BIBERONS — TEMPS D'EVEIL et SOMMEIL — COUCHES)

OBSERVATIONS PARTICULIERES OU INTERROGATIONS

____

____

____

____

LA JOURNÉE DE MON BÉBÉ

Souvenirs du jour

DATE :

LA JOURNÉE DE MON BÉBÉ

Suivi quotidien

DATE :

Heure	Sein	Observation	Activité	Sieste	Urines	Selles
	G / D					
	G / D					
	G / D					
	G / D					
	G / D					
	G / D					
	G / D					
	G / D					
	G / D					
	G / D					
	G / D					
	G / D					
	G / D					
	G / D					
	G / D					
	G / D					
	G / D					
	G / D					
	G / D					

(Colonnes : **TETEES / BIBERONS** — Heure, Sein, Observation · **ACTIVITE et SOMMEIL** — Activité, Sieste · **COUCHES** — Urines, Selles)

OBSERVATIONS PARTICULIERES OU INTERROGATIONS

LA NUIT DE MON BÉBÉ

Suivi quotidien

DATE :

Heure	Sein	Observation	Eveil	Sommeil	Urines	Selles
	G / D					
	G / D					
	G / D					
	G / D					
	G / D					
	G / D					
	G / D					
	G / D					
	G / D					
	G / D					
	G / D					
	G / D					
	G / D					
	G / D					
	G / D					
	G / D					
	G / D					
	G / D					
	G / D					

(TETEES / BIBERONS : Heure, Sein, Observation — TEMPS D'EVEIL et SOMMEIL : Eveil, Sommeil — COUCHES : Urines, Selles)

OBSERVATIONS PARTICULIERES OU INTERROGATIONS

LA JOURNÉE DE MON BÉBÉ

Souvenirs du jour

DATE :

LA JOURNÉE DE MON BÉBÉ

Suivi quotidien

DATE :

Heure	Sein	Observation	Activité	Sieste	Urines	Selles
	G / D					
	G / D					
	G / D					
	G / D					
	G / D					
	G / D					
	G / D					
	G / D					
	G / D					
	G / D					
	G / D					
	G / D					
	G / D					
	G / D					
	G / D					
	G / D					
	G / D					
	G / D					
	G / D					

TETEES / BIBERONS — *ACTIVITE et SOMMEIL* — *COUCHES*

OBSERVATIONS PARTICULIERES OU INTERROGATIONS

____

____

____

____

LA NUIT DE MON BÉBÉ

Suivi quotidien

DATE :

Heure	Sein	Observation	Eveil	Sommeil	Urines	Selles
	G / D					
	G / D					
	G / D					
	G / D					
	G / D					
	G / D					
	G / D					
	G / D					
	G / D					
	G / D					
	G / D					
	G / D					
	G / D					
	G / D					
	G / D					
	G / D					
	G / D					
	G / D					

TETEES / BIBERONS · **TEMPS D'EVEIL et SOMMEIL** · **COUCHES**

OBSERVATIONS PARTICULIERES OU INTERROGATIONS

____

____

____

____

LA JOURNÉE DE MON BÉBÉ

Souvenirs du jour

DATE :

LA JOURNÉE DE MON BÉBÉ

Suivi quotidien

DATE :

Heure	Sein	TETEES / BIBERONS Observation	ACTIVITE et SOMMEIL Activité	Sieste	COUCHES Urines	Selles
	G / D					
	G / D					
	G / D					
	G / D					
	G / D					
	G / D					
	G / D					
	G / D					
	G / D					
	G / D					
	G / D					
	G / D					
	G / D					
	G / D					
	G / D					
	G / D					
	G / D					
	G / D					
	G / D					

OBSERVATIONS PARTICULIERES OU INTERROGATIONS

LA NUIT DE MON BÉBÉ

Suivi quotidien

DATE :

	TETEES / BIBERONS		TEMPS D'EVEIL et SOMMEIL		COUCHES	
Heure	Sein	Observation	Eveil	Sommeil	Urines	Selles
	G / D					
	G / D					
	G / D					
	G / D					
	G / D					
	G / D					
	G / D					
	G / D					
	G / D					
	G / D					
	G / D					
	G / D					
	G / D					
	G / D					
	G / D					
	G / D					
	G / D					
	G / D					
	G / D					

OBSERVATIONS PARTICULIERES OU INTERROGATIONS

LA JOURNÉE DE MON BÉBÉ

Souvenirs du jour

DATE :

LA JOURNÉE DE MON BÉBÉ

Suivi quotidien

DATE :

	TETEES / BIBERONS		ACTIVITE et SOMMEIL		COUCHES	
Heure	Sein	Observation	Activité	Sieste	Urines	Selles
	G / D					
	G / D					
	G / D					
	G / D					
	G / D					
	G / D					
	G / D					
	G / D					
	G / D					
	G / D					
	G / D					
	G / D					
	G / D					
	G / D					
	G / D					
	G / D					
	G / D					
	G / D					
	G / D					

OBSERVATIONS PARTICULIERES OU INTERROGATIONS

LA NUIT DE MON BÉBÉ

Suivi quotidien

DATE :

Heure	Sein	Observation	Eveil	Sommeil	Urines	Selles
	G / D					
	G / D					
	G / D					
	G / D					
	G / D					
	G / D					
	G / D					
	G / D					
	G / D					
	G / D					
	G / D					
	G / D					
	G / D					
	G / D					
	G / D					
	G / D					
	G / D					
	G / D					
	G / D					

TETEES / BIBERONS — Heure, Sein, Observation
TEMPS D'EVEIL et SOMMEIL — Eveil, Sommeil
COUCHES — Urines, Selles

OBSERVATIONS PARTICULIERES OU INTERROGATIONS

____

____

____

____

LA JOURNÉE DE MON BÉBÉ

Souvenirs du jour

DATE :

NOTES PERSONNELLES

Mes difficultés, mes envies...

DATE :

LA JOURNÉE DE MON BÉBÉ

Suivi quotidien

DATE :

Heure	Sein	Observation	Activité	Sieste	Urines	Selles
	G / D					
	G / D					
	G / D					
	G / D					
	G / D					
	G / D					
	G / D					
	G / D					
	G / D					
	G / D					
	G / D					
	G / D					
	G / D					
	G / D					
	G / D					
	G / D					
	G / D					
	G / D					
	G / D					

Les colonnes **TETEES / BIBERONS**, **ACTIVITE et SOMMEIL** et **COUCHES** regroupent respectivement (Heure, Sein, Observation), (Activité, Sieste) et (Urines, Selles).

OBSERVATIONS PARTICULIERES OU INTERROGATIONS

____

____

____

____

LA NUIT DE MON BÉBÉ

Suivi quotidien

DATE :

Heure	Sein	Observation	Eveil	Sommeil	Urines	Selles
	G / D					
	G / D					
	G / D					
	G / D					
	G / D					
	G / D					
	G / D					
	G / D					
	G / D					
	G / D					
	G / D					
	G / D					
	G / D					
	G / D					
	G / D					
	G / D					
	G / D					
	G / D					
	G / D					

Table column groups: **TETEES / BIBERONS** (Heure, Sein, Observation), **TEMPS D'EVEIL et SOMMEIL** (Eveil, Sommeil), **COUCHES** (Urines, Selles)

OBSERVATIONS PARTICULIERES OU INTERROGATIONS

____

____

____

____

LA JOURNÉE DE MON BÉBÉ

Souvenirs du jour

DATE :

LA JOURNÉE DE MON BÉBÉ

Suivi quotidien

DATE :

	TETEES / BIBERONS		ACTIVITE et SOMMEIL		COUCHES	
Heure	Sein	Observation	Activité	Sieste	Urines	Selles
	G / D					
	G / D					
	G / D					
	G / D					
	G / D					
	G / D					
	G / D					
	G / D					
	G / D					
	G / D					
	G / D					
	G / D					
	G / D					
	G / D					
	G / D					
	G / D					
	G / D					
	G / D					
	G / D					

OBSERVATIONS PARTICULIERES OU INTERROGATIONS

LA NUIT DE MON BÉBÉ

Suivi quotidien

DATE :

Heure	Sein	Observation	Eveil	Sommeil	Urines	Selles
	G / D					
	G / D					
	G / D					
	G / D					
	G / D					
	G / D					
	G / D					
	G / D					
	G / D					
	G / D					
	G / D					
	G / D					
	G / D					
	G / D					
	G / D					
	G / D					
	G / D					
	G / D					
	G / D					

Column groups: **TETEES / BIBERONS** (Heure, Sein, Observation) — **TEMPS D'EVEIL et SOMMEIL** (Eveil, Sommeil) — **COUCHES** (Urines, Selles)

OBSERVATIONS PARTICULIERES OU INTERROGATIONS

____

____

____

____

LA JOURNÉE DE MON BÉBÉ

Souvenirs du jour

DATE :

LA JOURNÉE DE MON BÉBÉ

Suivi quotidien

DATE :

Heure	Sein	Observation	Activité	Sieste	Urines	Selles
	G / D					
	G / D					
	G / D					
	G / D					
	G / D					
	G / D					
	G / D					
	G / D					
	G / D					
	G / D					
	G / D					
	G / D					
	G / D					
	G / D					
	G / D					
	G / D					
	G / D					
	G / D					
	G / D					

OBSERVATIONS PARTICULIERES OU INTERROGATIONS

LA NUIT DE MON BÉBÉ

Suivi quotidien

DATE :

	TETEES / BIBERONS		TEMPS D'EVEIL et SOMMEIL		COUCHES	
Heure	Sein	Observation	Eveil	Sommeil	Urines	Selles
	G / D					
	G / D					
	G / D					
	G / D					
	G / D					
	G / D					
	G / D					
	G / D					
	G / D					
	G / D					
	G / D					
	G / D					
	G / D					
	G / D					
	G / D					
	G / D					
	G / D					
	G / D					
	G / D					

OBSERVATIONS PARTICULIERES OU INTERROGATIONS

LA JOURNÉE DE MON BÉBÉ

Souvenirs du jour

DATE :

LA JOURNÉE DE MON BÉBÉ

Suivi quotidien

DATE :

Heure	Sein	TETEES / BIBERONS Observation	ACTIVITE et SOMMEIL Activité	Sieste	COUCHES Urines	Selles
	G / D					
	G / D					
	G / D					
	G / D					
	G / D					
	G / D					
	G / D					
	G / D					
	G / D					
	G / D					
	G / D					
	G / D					
	G / D					
	G / D					
	G / D					
	G / D					
	G / D					
	G / D					

OBSERVATIONS PARTICULIERES OU INTERROGATIONS

LA NUIT DE MON BÉBÉ

Suivi quotidien

DATE :

TETEES / BIBERONS			TEMPS D'EVEIL et SOMMEIL		COUCHES	
Heure	Sein	Observation	Eveil	Sommeil	Urines	Selles
	G / D					
	G / D					
	G / D					
	G / D					
	G / D					
	G / D					
	G / D					
	G / D					
	G / D					
	G / D					
	G / D					
	G / D					
	G / D					
	G / D					
	G / D					
	G / D					
	G / D					
	G / D					
	G / D					

OBSERVATIONS PARTICULIERES OU INTERROGATIONS

LA JOURNÉE DE MON BÉBÉ

Souvenirs du jour

DATE :

LA JOURNÉE DE MON BÉBÉ

Suivi quotidien

DATE :

Heure	Sein	TETEES / BIBERONS Observation	ACTIVITE et SOMMEIL Activité	Sieste	COUCHES Urines	Selles
	G / D					
	G / D					
	G / D					
	G / D					
	G / D					
	G / D					
	G / D					
	G / D					
	G / D					
	G / D					
	G / D					
	G / D					
	G / D					
	G / D					
	G / D					
	G / D					
	G / D					
	G / D					
	G / D					

OBSERVATIONS PARTICULIERES OU INTERROGATIONS

LA NUIT DE MON BÉBÉ

Suivi quotidien

DATE :

Heure	Sein	Observation	Eveil	Sommeil	Urines	Selles
	G / D					
	G / D					
	G / D					
	G / D					
	G / D					
	G / D					
	G / D					
	G / D					
	G / D					
	G / D					
	G / D					
	G / D					
	G / D					
	G / D					
	G / D					
	G / D					
	G / D					
	G / D					
	G / D					

(TETEES / BIBERONS : Heure, Sein, Observation — TEMPS D'EVEIL et SOMMEIL : Eveil, Sommeil — COUCHES : Urines, Selles)

OBSERVATIONS PARTICULIERES OU INTERROGATIONS

____

____

____

____

LA JOURNÉE DE MON BÉBÉ

Souvenirs du jour

DATE :

LA JOURNÉE DE MON BÉBÉ

Suivi quotidien

DATE :

Heure	Sein	Observation	Activité	Sieste	Urines	Selles
	G / D					
	G / D					
	G / D					
	G / D					
	G / D					
	G / D					
	G / D					
	G / D					
	G / D					
	G / D					
	G / D					
	G / D					
	G / D					
	G / D					
	G / D					
	G / D					
	G / D					
	G / D					
	G / D					

(Colonnes : **TETEES / BIBERONS** — Heure, Sein, Observation ; **ACTIVITE et SOMMEIL** — Activité, Sieste ; **COUCHES** — Urines, Selles)

OBSERVATIONS PARTICULIERES OU INTERROGATIONS

LA NUIT DE MON BÉBÉ

Suivi quotidien

DATE :

Heure	Sein	Observation	Eveil	Sommeil	Urines	Selles
		TETEES / BIBERONS	**TEMPS D'EVEIL et SOMMEIL**		**COUCHES**	
	G / D					
	G / D					
	G / D					
	G / D					
	G / D					
	G / D					
	G / D					
	G / D					
	G / D					
	G / D					
	G / D					
	G / D					
	G / D					
	G / D					
	G / D					
	G / D					
	G / D					
	G / D					
	G / D					

OBSERVATIONS PARTICULIERES OU INTERROGATIONS

____

____

____

____

LA JOURNÉE DE MON BÉBÉ

Souvenirs du jour

DATE :

LA JOURNÉE DE MON BÉBÉ

Suivi quotidien

DATE :

Heure	Sein	Observation	Activité	Sieste	Urines	Selles
	G / D					
	G / D					
	G / D					
	G / D					
	G / D					
	G / D					
	G / D					
	G / D					
	G / D					
	G / D					
	G / D					
	G / D					
	G / D					
	G / D					
	G / D					
	G / D					
	G / D					
	G / D					
	G / D					

(En-têtes : TETEES / BIBERONS — ACTIVITE et SOMMEIL — COUCHES)

OBSERVATIONS PARTICULIERES OU INTERROGATIONS

LA NUIT DE MON BÉBÉ

Suivi quotidien

DATE :

Heure	Sein	Observation	Eveil	Sommeil	Urines	Selles
	TETEES / BIBERONS		TEMPS D'EVEIL et SOMMEIL		COUCHES	
	G / D					
	G / D					
	G / D					
	G / D					
	G / D					
	G / D					
	G / D					
	G / D					
	G / D					
	G / D					
	G / D					
	G / D					
	G / D					
	G / D					
	G / D					
	G / D					
	G / D					
	G / D					
	G / D					

OBSERVATIONS PARTICULIERES OU INTERROGATIONS

LA JOURNÉE DE MON BÉBÉ

Souvenirs du jour

DATE :

NOTES PERSONNELLES

Mes difficultés, mes envies...

DATE :

DATE :

LA JOURNÉE DE MON BÉBÉ

Suivi quotidien

DATE :

Heure	Sein	Observation	Activité	Sieste	Urines	Selles
	G / D					
	G / D					
	G / D					
	G / D					
	G / D					
	G / D					
	G / D					
	G / D					
	G / D					
	G / D					
	G / D					
	G / D					
	G / D					
	G / D					
	G / D					
	G / D					
	G / D					
	G / D					
	G / D					

TETEES / BIBERONS — *ACTIVITE et SOMMEIL* — *COUCHES*

OBSERVATIONS PARTICULIERES OU INTERROGATIONS

____

____

____

____

LA NUIT DE MON BÉBÉ

Suivi quotidien

DATE :

Heure	Sein	TETEES / BIBERONS Observation	TEMPS D'EVEIL et SOMMEIL Eveil	Sommeil	COUCHES Urines	Selles
	G / D					
	G / D					
	G / D					
	G / D					
	G / D					
	G / D					
	G / D					
	G / D					
	G / D					
	G / D					
	G / D					
	G / D					
	G / D					
	G / D					
	G / D					
	G / D					
	G / D					
	G / D					
	G / D					

OBSERVATIONS PARTICULIERES OU INTERROGATIONS

____

____

____

____

LA JOURNÉE DE MON BÉBÉ

Souvenirs du jour

DATE :

LA JOURNÉE DE MON BÉBÉ

Suivi quotidien

DATE :

Heure	Sein	Observation	Activité	Sieste	Urines	Selles
	G / D					
	G / D					
	G / D					
	G / D					
	G / D					
	G / D					
	G / D					
	G / D					
	G / D					
	G / D					
	G / D					
	G / D					
	G / D					
	G / D					
	G / D					
	G / D					
	G / D					
	G / D					
	G / D					

Column groups: **TETEES / BIBERONS** (Heure, Sein, Observation) · **ACTIVITE et SOMMEIL** (Activité, Sieste) · **COUCHES** (Urines, Selles)

OBSERVATIONS PARTICULIERES OU INTERROGATIONS

LA NUIT DE MON BÉBÉ

Suivi quotidien

DATE :

	TETEES / BIBERONS		TEMPS D'EVEIL et SOMMEIL		COUCHES	
Heure	Sein	Observation	Eveil	Sommeil	Urines	Selles
	G / D					
	G / D					
	G / D					
	G / D					
	G / D					
	G / D					
	G / D					
	G / D					
	G / D					
	G / D					
	G / D					
	G / D					
	G / D					
	G / D					
	G / D					
	G / D					
	G / D					
	G / D					
	G / D					

OBSERVATIONS PARTICULIERES OU INTERROGATIONS

LA JOURNÉE DE MON BÉBÉ

Souvenirs du jour

DATE :

LA JOURNÉE DE MON BÉBÉ

Suivi quotidien

DATE :

Heure	Sein	Observation	Activité	Sieste	Urines	Selles
	G / D					
	G / D					
	G / D					
	G / D					
	G / D					
	G / D					
	G / D					
	G / D					
	G / D					
	G / D					
	G / D					
	G / D					
	G / D					
	G / D					
	G / D					
	G / D					
	G / D					
	G / D					
	G / D					

Column groups: **TETEES / BIBERONS** (Heure, Sein, Observation) — **ACTIVITE et SOMMEIL** (Activité, Sieste) — **COUCHES** (Urines, Selles)

OBSERVATIONS PARTICULIERES OU INTERROGATIONS

____

____

____

LA NUIT DE MON BÉBÉ

Suivi quotidien

DATE :

Heure	Sein	Observation	Eveil	Sommeil	Urines	Selles
	G / D					
	G / D					
	G / D					
	G / D					
	G / D					
	G / D					
	G / D					
	G / D					
	G / D					
	G / D					
	G / D					
	G / D					
	G / D					
	G / D					
	G / D					
	G / D					
	G / D					
	G / D					
	G / D					

(TETEES / BIBERONS : Heure, Sein, Observation — TEMPS D'EVEIL et SOMMEIL : Eveil, Sommeil — COUCHES : Urines, Selles)

OBSERVATIONS PARTICULIERES OU INTERROGATIONS

____

____

____

____

LA JOURNÉE DE MON BÉBÉ

Souvenirs du jour

DATE :

LA JOURNÉE DE MON BÉBÉ

Suivi quotidien

DATE :

Heure	Sein	Observation	Activité	Sieste	Urines	Selles
	G / D					
	G / D					
	G / D					
	G / D					
	G / D					
	G / D					
	G / D					
	G / D					
	G / D					
	G / D					
	G / D					
	G / D					
	G / D					
	G / D					
	G / D					
	G / D					
	G / D					
	G / D					
	G / D					

TETEES / BIBERONS — **ACTIVITE et SOMMEIL** — **COUCHES**

OBSERVATIONS PARTICULIERES OU INTERROGATIONS

____

____

____

____

LA NUIT DE MON BÉBÉ

Suivi quotidien

DATE :

Heure	Sein	Observation	Eveil	Sommeil	Urines	Selles
	G / D					
	G / D					
	G / D					
	G / D					
	G / D					
	G / D					
	G / D					
	G / D					
	G / D					
	G / D					
	G / D					
	G / D					
	G / D					
	G / D					
	G / D					
	G / D					
	G / D					
	G / D					
	G / D					

Column groups: **TETEES / BIBERONS** (Heure, Sein, Observation), **TEMPS D'EVEIL et SOMMEIL** (Eveil, Sommeil), **COUCHES** (Urines, Selles)

OBSERVATIONS PARTICULIERES OU INTERROGATIONS

LA JOURNÉE DE MON BÉBÉ

Souvenirs du jour

DATE :

LA JOURNÉE DE MON BÉBÉ

Suivi quotidien

DATE :

	TETEES / BIBERONS		ACTIVITE et SOMMEIL		COUCHES	
Heure	Sein	Observation	Activité	Sieste	Urines	Selles
	G / D					
	G / D					
	G / D					
	G / D					
	G / D					
	G / D					
	G / D					
	G / D					
	G / D					
	G / D					
	G / D					
	G / D					
	G / D					
	G / D					
	G / D					
	G / D					
	G / D					
	G / D					
	G / D					

OBSERVATIONS PARTICULIERES OU INTERROGATIONS

LA NUIT DE MON BÉBÉ

Suivi quotidien

DATE :

Heure	Sein	TETEES / BIBERONS Observation	TEMPS D'EVEIL et SOMMEIL Eveil	Sommeil	COUCHES Urines	Selles
	G / D					
	G / D					
	G / D					
	G / D					
	G / D					
	G / D					
	G / D					
	G / D					
	G / D					
	G / D					
	G / D					
	G / D					
	G / D					
	G / D					
	G / D					
	G / D					
	G / D					
	G / D					
	G / D					

OBSERVATIONS PARTICULIERES OU INTERROGATIONS

____

____

____

____

LA JOURNÉE DE MON BÉBÉ

Souvenirs du jour

DATE :

LA JOURNÉE DE MON BÉBÉ

Suivi quotidien

DATE :

Heure	Sein	Observation	Activité	Sieste	Urines	Selles
	G / D					
	G / D					
	G / D					
	G / D					
	G / D					
	G / D					
	G / D					
	G / D					
	G / D					
	G / D					
	G / D					
	G / D					
	G / D					
	G / D					
	G / D					
	G / D					
	G / D					
	G / D					
	G / D					

(En-têtes de groupe : TETEES / BIBERONS — ACTIVITE et SOMMEIL — COUCHES)

OBSERVATIONS PARTICULIERES OU INTERROGATIONS

____

____

____

____

LA NUIT DE MON BÉBÉ

Suivi quotidien

DATE :

TETEES / BIBERONS			TEMPS D'EVEIL et SOMMEIL		COUCHES	
Heure	Sein	Observation	Eveil	Sommeil	Urines	Selles
	G / D					
	G / D					
	G / D					
	G / D					
	G / D					
	G / D					
	G / D					
	G / D					
	G / D					
	G / D					
	G / D					
	G / D					
	G / D					
	G / D					
	G / D					
	G / D					
	G / D					
	G / D					
	G / D					

OBSERVATIONS PARTICULIERES OU INTERROGATIONS

____

____

____

____

LA JOURNÉE DE MON BÉBÉ

Souvenirs du jour

DATE :

LA JOURNÉE DE MON BÉBÉ

Suivi quotidien

DATE :

	TETEES / BIBERONS		ACTIVITE et SOMMEIL		COUCHES	
Heure	Sein	Observation	Activité	Sieste	Urines	Selles
	G / D					
	G / D					
	G / D					
	G / D					
	G / D					
	G / D					
	G / D					
	G / D					
	G / D					
	G / D					
	G / D					
	G / D					
	G / D					
	G / D					
	G / D					
	G / D					
	G / D					
	G / D					
	G / D					

OBSERVATIONS PARTICULIERES OU INTERROGATIONS

LA NUIT DE MON BÉBÉ

Suivi quotidien

DATE :

Heure	Sein	Observation	Eveil	Sommeil	Urines	Selles
	G / D					
	G / D					
	G / D					
	G / D					
	G / D					
	G / D					
	G / D					
	G / D					
	G / D					
	G / D					
	G / D					
	G / D					
	G / D					
	G / D					
	G / D					
	G / D					
	G / D					
	G / D					
	G / D					

(Column groups: **TETEES / BIBERONS** — Heure, Sein, Observation; **TEMPS D'EVEIL et SOMMEIL** — Eveil, Sommeil; **COUCHES** — Urines, Selles)

OBSERVATIONS PARTICULIERES OU INTERROGATIONS

____

____

____

____

LA JOURNÉE DE MON BÉBÉ

Souvenirs du jour

DATE :

NOTES PERSONNELLES

Mes difficultés, mes envies...

DATE :

LA JOURNÉE DE MON BÉBÉ

Suivi quotidien

DATE :

	TETEES / BIBERONS		ACTIVITE et SOMMEIL		COUCHES	
Heure	Sein	Observation	Activité	Sieste	Urines	Selles
	G / D					
	G / D					
	G / D					
	G / D					
	G / D					
	G / D					
	G / D					
	G / D					
	G / D					
	G / D					
	G / D					
	G / D					
	G / D					
	G / D					
	G / D					
	G / D					
	G / D					
	G / D					
	G / D					

OBSERVATIONS PARTICULIERES OU INTERROGATIONS

LA NUIT DE MON BÉBÉ

Suivi quotidien

DATE :

Heure	Sein	Observation	Eveil	Sommeil	Urines	Selles
		TETEES / BIBERONS	TEMPS D'EVEIL et SOMMEIL		COUCHES	
	G / D					
	G / D					
	G / D					
	G / D					
	G / D					
	G / D					
	G / D					
	G / D					
	G / D					
	G / D					
	G / D					
	G / D					
	G / D					
	G / D					
	G / D					
	G / D					
	G / D					
	G / D					
	G / D					

OBSERVATIONS PARTICULIERES OU INTERROGATIONS

____

____

____

____

LA JOURNÉE DE MON BÉBÉ

Souvenirs du jour

DATE :

LA JOURNÉE DE MON BÉBÉ

Suivi quotidien

DATE :

Heure	Sein	Observation	Activité	Sieste	Urines	Selles
	G / D					
	G / D					
	G / D					
	G / D					
	G / D					
	G / D					
	G / D					
	G / D					
	G / D					
	G / D					
	G / D					
	G / D					
	G / D					
	G / D					
	G / D					
	G / D					
	G / D					
	G / D					
	G / D					

Table header groups: **TETEES / BIBERONS** (Heure, Sein, Observation) · **ACTIVITE et SOMMEIL** (Activité, Sieste) · **COUCHES** (Urines, Selles)

OBSERVATIONS PARTICULIERES OU INTERROGATIONS

____

____

____

____

LA NUIT DE MON BÉBÉ

Suivi quotidien

DATE :

	TETEES / BIBERONS		TEMPS D'EVEIL et SOMMEIL		COUCHES	
Heure	Sein	Observation	Eveil	Sommeil	Urines	Selles
	G / D					
	G / D					
	G / D					
	G / D					
	G / D					
	G / D					
	G / D					
	G / D					
	G / D					
	G / D					
	G / D					
	G / D					
	G / D					
	G / D					
	G / D					
	G / D					
	G / D					
	G / D					
	G / D					

OBSERVATIONS PARTICULIERES OU INTERROGATIONS

LA JOURNÉE DE MON BÉBÉ

Souvenirs du jour

DATE :

LA JOURNÉE DE MON BÉBÉ

Suivi quotidien

DATE :

Heure	Sein	Observation	Activité	Sieste	Urines	Selles
	G / D					
	G / D					
	G / D					
	G / D					
	G / D					
	G / D					
	G / D					
	G / D					
	G / D					
	G / D					
	G / D					
	G / D					
	G / D					
	G / D					
	G / D					
	G / D					
	G / D					
	G / D					
	G / D					

The columns above are grouped as: **TETEES / BIBERONS** (Heure, Sein, Observation), **ACTIVITE et SOMMEIL** (Activité, Sieste), **COUCHES** (Urines, Selles).

OBSERVATIONS PARTICULIERES OU INTERROGATIONS

____

____

____

____

LA NUIT DE MON BÉBÉ

Suivi quotidien

DATE :

Heure	Sein	Observation	Eveil	Sommeil	Urines	Selles
	G / D					
	G / D					
	G / D					
	G / D					
	G / D					
	G / D					
	G / D					
	G / D					
	G / D					
	G / D					
	G / D					
	G / D					
	G / D					
	G / D					
	G / D					
	G / D					
	G / D					
	G / D					

TETEES / BIBERONS · **TEMPS D'EVEIL et SOMMEIL** · **COUCHES**

OBSERVATIONS PARTICULIERES OU INTERROGATIONS

____

____

____

____

LA JOURNÉE DE MON BÉBÉ

Souvenirs du jour

DATE :

LA JOURNÉE DE MON BÉBÉ

Suivi quotidien

DATE :

Heure	Sein	Observation	Activité	Sieste	Urines	Selles
	TETEES / BIBERONS		**ACTIVITE et SOMMEIL**		**COUCHES**	
	G / D					
	G / D					
	G / D					
	G / D					
	G / D					
	G / D					
	G / D					
	G / D					
	G / D					
	G / D					
	G / D					
	G / D					
	G / D					
	G / D					
	G / D					
	G / D					
	G / D					
	G / D					
	G / D					

OBSERVATIONS PARTICULIERES OU INTERROGATIONS

____

____

____

____

LA NUIT DE MON BÉBÉ

Suivi quotidien

DATE :

Heure	Sein	Observation	Eveil	Sommeil	Urines	Selles
	TETEES / BIBERONS		TEMPS D'EVEIL et SOMMEIL		COUCHES	
	G / D					
	G / D					
	G / D					
	G / D					
	G / D					
	G / D					
	G / D					
	G / D					
	G / D					
	G / D					
	G / D					
	G / D					
	G / D					
	G / D					
	G / D					
	G / D					
	G / D					
	G / D					
	G / D					

OBSERVATIONS PARTICULIERES OU INTERROGATIONS

____

____

____

____

LA JOURNÉE DE MON BÉBÉ

Souvenirs du jour

DATE :

LA JOURNÉE DE MON BÉBÉ

Suivi quotidien

DATE :

	TETEES / BIBERONS		ACTIVITE et SOMMEIL		COUCHES	
Heure	Sein	Observation	Activité	Sieste	Urines	Selles
	G / D					
	G / D					
	G / D					
	G / D					
	G / D					
	G / D					
	G / D					
	G / D					
	G / D					
	G / D					
	G / D					
	G / D					
	G / D					
	G / D					
	G / D					
	G / D					
	G / D					
	G / D					
	G / D					

OBSERVATIONS PARTICULIERES OU INTERROGATIONS

____

____

____

____

LA NUIT DE MON BÉBÉ

Suivi quotidien

DATE :

Heure	Sein	Observation	Eveil	Sommeil	Urines	Selles
		TETEES / BIBERONS	**TEMPS D'EVEIL et SOMMEIL**		**COUCHES**	
	G / D					
	G / D					
	G / D					
	G / D					
	G / D					
	G / D					
	G / D					
	G / D					
	G / D					
	G / D					
	G / D					
	G / D					
	G / D					
	G / D					
	G / D					
	G / D					
	G / D					
	G / D					
	G / D					

OBSERVATIONS PARTICULIERES OU INTERROGATIONS

LA JOURNÉE DE MON BÉBÉ

Souvenirs du jour

DATE :

LA JOURNÉE DE MON BÉBÉ

Suivi quotidien

DATE :

Heure	Sein	Observation	Activité	Sieste	Urines	Selles
	G / D					
	G / D					
	G / D					
	G / D					
	G / D					
	G / D					
	G / D					
	G / D					
	G / D					
	G / D					
	G / D					
	G / D					
	G / D					
	G / D					
	G / D					
	G / D					
	G / D					
	G / D					
	G / D					

Colonnes : **TETEES / BIBERONS** (Heure, Sein, Observation) · **ACTIVITE et SOMMEIL** (Activité, Sieste) · **COUCHES** (Urines, Selles)

OBSERVATIONS PARTICULIERES OU INTERROGATIONS

____
____
____
____

LA NUIT DE MON BÉBÉ

Suivi quotidien

DATE :

	TETEES / BIBERONS		TEMPS D'EVEIL et SOMMEIL		COUCHES	
Heure	Sein	Observation	Eveil	Sommeil	Urines	Selles
	G / D					
	G / D					
	G / D					
	G / D					
	G / D					
	G / D					
	G / D					
	G / D					
	G / D					
	G / D					
	G / D					
	G / D					
	G / D					
	G / D					
	G / D					
	G / D					
	G / D					
	G / D					
	G / D					

OBSERVATIONS PARTICULIERES OU INTERROGATIONS

LA JOURNÉE DE MON BÉBÉ

Souvenirs du jour

DATE :

LA JOURNÉE DE MON BÉBÉ

Suivi quotidien

DATE :

Heure	Sein	Observation	Activité	Sieste	Urines	Selles
	TETEES / BIBERONS		ACTIVITE et SOMMEIL		COUCHES	
	G / D					
	G / D					
	G / D					
	G / D					
	G / D					
	G / D					
	G / D					
	G / D					
	G / D					
	G / D					
	G / D					
	G / D					
	G / D					
	G / D					
	G / D					
	G / D					
	G / D					
	G / D					
	G / D					

OBSERVATIONS PARTICULIERES OU INTERROGATIONS

LA NUIT DE MON BÉBÉ

Suivi quotidien

DATE :

Heure	Sein	Observation	Eveil	Sommeil	Urines	Selles
	G / D					
	G / D					
	G / D					
	G / D					
	G / D					
	G / D					
	G / D					
	G / D					
	G / D					
	G / D					
	G / D					
	G / D					
	G / D					
	G / D					
	G / D					
	G / D					
	G / D					
	G / D					
	G / D					

(Colonnes : **TETEES / BIBERONS** — Heure, Sein, Observation ; **TEMPS D'EVEIL et SOMMEIL** — Eveil, Sommeil ; **COUCHES** — Urines, Selles)

OBSERVATIONS PARTICULIERES OU INTERROGATIONS

LA JOURNÉE DE MON BÉBÉ

Souvenirs du jour

DATE :

NOTES PERSONNELLES

Mes difficultés, mes envies...

DATE :

LA JOURNÉE DE MON BÉBÉ

Suivi quotidien

DATE :

Heure	TETEES / BIBERONS		ACTIVITE et SOMMEIL		COUCHES	
	Sein	Observation	Activité	Sieste	Urines	Selles
	G / D					
	G / D					
	G / D					
	G / D					
	G / D					
	G / D					
	G / D					
	G / D					
	G / D					
	G / D					
	G / D					
	G / D					
	G / D					
	G / D					
	G / D					
	G / D					
	G / D					
	G / D					
	G / D					

OBSERVATIONS PARTICULIERES OU INTERROGATIONS

LA NUIT DE MON BÉBÉ

Suivi quotidien

DATE :

Heure	Sein	Observation	Eveil	Sommeil	Urines	Selles
	TETEES / BIBERONS		TEMPS D'EVEIL et SOMMEIL		COUCHES	
	G / D					
	G / D					
	G / D					
	G / D					
	G / D					
	G / D					
	G / D					
	G / D					
	G / D					
	G / D					
	G / D					
	G / D					
	G / D					
	G / D					
	G / D					
	G / D					
	G / D					
	G / D					
	G / D					

OBSERVATIONS PARTICULIERES OU INTERROGATIONS

LA JOURNÉE DE MON BÉBÉ

Souvenirs du jour

DATE :

LA JOURNÉE DE MON BÉBÉ

Suivi quotidien

DATE :

Heure	Sein	Observation	Activité	Sieste	Urines	Selles
	G / D					
	G / D					
	G / D					
	G / D					
	G / D					
	G / D					
	G / D					
	G / D					
	G / D					
	G / D					
	G / D					
	G / D					
	G / D					
	G / D					
	G / D					
	G / D					
	G / D					
	G / D					
	G / D					

Column groups: TETEES / BIBERONS (Heure, Sein, Observation) · ACTIVITE et SOMMEIL (Activité, Sieste) · COUCHES (Urines, Selles)

OBSERVATIONS PARTICULIERES OU INTERROGATIONS

____

____

____

____

LA NUIT DE MON BÉBÉ

Suivi quotidien

DATE :

Heure	Sein	Observation	Eveil	Sommeil	Urines	Selles
	G / D					
	G / D					
	G / D					
	G / D					
	G / D					
	G / D					
	G / D					
	G / D					
	G / D					
	G / D					
	G / D					
	G / D					
	G / D					
	G / D					
	G / D					
	G / D					
	G / D					
	G / D					
	G / D					

Column groups: **TETEES / BIBERONS** (Heure, Sein, Observation), **TEMPS D'EVEIL et SOMMEIL** (Eveil, Sommeil), **COUCHES** (Urines, Selles)

OBSERVATIONS PARTICULIERES OU INTERROGATIONS

____

____

____

____

LA JOURNÉE DE MON BÉBÉ

Souvenirs du jour

DATE :

LA JOURNÉE DE MON BÉBÉ

Suivi quotidien

DATE :

	TETEES / BIBERONS		ACTIVITE et SOMMEIL		COUCHES	
Heure	Sein	Observation	Activité	Sieste	Urines	Selles
	G / D					
	G / D					
	G / D					
	G / D					
	G / D					
	G / D					
	G / D					
	G / D					
	G / D					
	G / D					
	G / D					
	G / D					
	G / D					
	G / D					
	G / D					
	G / D					
	G / D					
	G / D					
	G / D					

OBSERVATIONS PARTICULIERES OU INTERROGATIONS

____

____

____

____

LA NUIT DE MON BÉBÉ

Suivi quotidien

DATE :

TETEES / BIBERONS			TEMPS D'EVEIL et SOMMEIL		COUCHES	
Heure	Sein	Observation	Eveil	Sommeil	Urines	Selles
	G / D					
	G / D					
	G / D					
	G / D					
	G / D					
	G / D					
	G / D					
	G / D					
	G / D					
	G / D					
	G / D					
	G / D					
	G / D					
	G / D					
	G / D					
	G / D					
	G / D					
	G / D					
	G / D					

OBSERVATIONS PARTICULIERES OU INTERROGATIONS

LA JOURNÉE DE MON BÉBÉ

Souvenirs du jour

DATE :

LA JOURNÉE DE MON BÉBÉ

Suivi quotidien

DATE :

	TETEES / BIBERONS		ACTIVITE et SOMMEIL		COUCHES	
Heure	Sein	Observation	Activité	Sieste	Urines	Selles
	G / D					
	G / D					
	G / D					
	G / D					
	G / D					
	G / D					
	G / D					
	G / D					
	G / D					
	G / D					
	G / D					
	G / D					
	G / D					
	G / D					
	G / D					
	G / D					
	G / D					
	G / D					
	G / D					

OBSERVATIONS PARTICULIERES OU INTERROGATIONS

LA NUIT DE MON BÉBÉ

Suivi quotidien

DATE :

Heure	Sein	Observation	Eveil	Sommeil	Urines	Selles
		TETEES / BIBERONS	**TEMPS D'EVEIL et SOMMEIL**		**COUCHES**	
	G / D					
	G / D					
	G / D					
	G / D					
	G / D					
	G / D					
	G / D					
	G / D					
	G / D					
	G / D					
	G / D					
	G / D					
	G / D					
	G / D					
	G / D					
	G / D					
	G / D					
	G / D					
	G / D					

OBSERVATIONS PARTICULIERES OU INTERROGATIONS

____

____

____

____

LA JOURNÉE DE MON BÉBÉ

Souvenirs du jour

DATE :

LA JOURNÉE DE MON BÉBÉ

Suivi quotidien

DATE :

Heure	Sein	Observation	Activité	Sieste	Urines	Selles
	TETEES / BIBERONS		ACTIVITE et SOMMEIL		COUCHES	
	G / D					
	G / D					
	G / D					
	G / D					
	G / D					
	G / D					
	G / D					
	G / D					
	G / D					
	G / D					
	G / D					
	G / D					
	G / D					
	G / D					
	G / D					
	G / D					
	G / D					
	G / D					
	G / D					

OBSERVATIONS PARTICULIERES OU INTERROGATIONS

____

____

____

____

LA NUIT DE MON BÉBÉ

Suivi quotidien

DATE :

	TETEES / BIBERONS		TEMPS D'EVEIL et SOMMEIL		COUCHES	
Heure	Sein	Observation	Eveil	Sommeil	Urines	Selles
	G / D					
	G / D					
	G / D					
	G / D					
	G / D					
	G / D					
	G / D					
	G / D					
	G / D					
	G / D					
	G / D					
	G / D					
	G / D					
	G / D					
	G / D					
	G / D					
	G / D					
	G / D					
	G / D					

OBSERVATIONS PARTICULIERES OU INTERROGATIONS

____

____

____

____

LA JOURNÉE DE MON BÉBÉ

Souvenirs du jour

DATE :

LA JOURNÉE DE MON BÉBÉ

Suivi quotidien

DATE :

	TETEES / BIBERONS		ACTIVITE et SOMMEIL		COUCHES	
Heure	Sein	Observation	Activité	Sieste	Urines	Selles
	G / D					
	G / D					
	G / D					
	G / D					
	G / D					
	G / D					
	G / D					
	G / D					
	G / D					
	G / D					
	G / D					
	G / D					
	G / D					
	G / D					
	G / D					
	G / D					
	G / D					
	G / D					
	G / D					

OBSERVATIONS PARTICULIERES OU INTERROGATIONS

LA NUIT DE MON BÉBÉ

Suivi quotidien

DATE :

Heure	Sein	Observation	Eveil	Sommeil	Urines	Selles
		TETEES / BIBERONS		**TEMPS D'EVEIL et SOMMEIL**		**COUCHES**
	G / D					
	G / D					
	G / D					
	G / D					
	G / D					
	G / D					
	G / D					
	G / D					
	G / D					
	G / D					
	G / D					
	G / D					
	G / D					
	G / D					
	G / D					
	G / D					
	G / D					
	G / D					
	G / D					

OBSERVATIONS PARTICULIERES OU INTERROGATIONS

LA JOURNÉE DE MON BÉBÉ

Souvenirs du jour

DATE :

LA JOURNÉE DE MON BÉBÉ

Suivi quotidien

DATE :

Heure	Sein	Observation	Activité	Sieste	Urines	Selles
	G / D					
	G / D					
	G / D					
	G / D					
	G / D					
	G / D					
	G / D					
	G / D					
	G / D					
	G / D					
	G / D					
	G / D					
	G / D					
	G / D					
	G / D					
	G / D					
	G / D					
	G / D					
	G / D					

Colonnes : **TETEES / BIBERONS** (Heure, Sein, Observation) · **ACTIVITE et SOMMEIL** (Activité, Sieste) · **COUCHES** (Urines, Selles)

OBSERVATIONS PARTICULIERES OU INTERROGATIONS

____

____

____

____

LA NUIT DE MON BÉBÉ

Suivi quotidien

DATE :

Heure	Sein	Observation	Eveil	Sommeil	Urines	Selles
		TETEES / BIBERONS	TEMPS D'EVEIL et SOMMEIL		COUCHES	
	G / D					
	G / D					
	G / D					
	G / D					
	G / D					
	G / D					
	G / D					
	G / D					
	G / D					
	G / D					
	G / D					
	G / D					
	G / D					
	G / D					
	G / D					
	G / D					
	G / D					
	G / D					
	G / D					

OBSERVATIONS PARTICULIERES OU INTERROGATIONS

____

____

____

____

LA JOURNÉE DE MON BÉBÉ

Souvenirs du jour

DATE :

NOTES PERSONNELLES

Mes difficultés, mes envies...

DATE :

LA JOURNÉE DE MON BÉBÉ

Suivi quotidien

DATE :

	TETEES / BIBERONS		ACTIVITE et SOMMEIL		COUCHES	
Heure	Sein	Observation	Activité	Sieste	Urines	Selles
	G / D					
	G / D					
	G / D					
	G / D					
	G / D					
	G / D					
	G / D					
	G / D					
	G / D					
	G / D					
	G / D					
	G / D					
	G / D					
	G / D					
	G / D					
	G / D					
	G / D					
	G / D					
	G / D					

OBSERVATIONS PARTICULIERES OU INTERROGATIONS

____

____

____

____

LA NUIT DE MON BÉBÉ

Suivi quotidien

DATE :

Heure	Sein	Observation	Eveil	Sommeil	Urines	Selles
	TETEES / BIBERONS		**TEMPS D'EVEIL et SOMMEIL**		**COUCHES**	
	G / D					
	G / D					
	G / D					
	G / D					
	G / D					
	G / D					
	G / D					
	G / D					
	G / D					
	G / D					
	G / D					
	G / D					
	G / D					
	G / D					
	G / D					
	G / D					
	G / D					
	G / D					
	G / D					

OBSERVATIONS PARTICULIERES OU INTERROGATIONS

LA JOURNÉE DE MON BÉBÉ

Souvenirs du jour

DATE :

LA JOURNÉE DE MON BÉBÉ

Suivi quotidien

DATE :

Heure	Sein	Observation	Activité	Sieste	Urines	Selles
	G / D					
	G / D					
	G / D					
	G / D					
	G / D					
	G / D					
	G / D					
	G / D					
	G / D					
	G / D					
	G / D					
	G / D					
	G / D					
	G / D					
	G / D					
	G / D					
	G / D					
	G / D					
	G / D					

TETEES / BIBERONS — colonnes : Sein, Observation
ACTIVITE et SOMMEIL — colonnes : Activité, Sieste
COUCHES — colonnes : Urines, Selles

OBSERVATIONS PARTICULIERES OU INTERROGATIONS

____

____

____

____

LA NUIT DE MON BÉBÉ

Suivi quotidien

DATE :

Heure	Sein	Observation	Eveil	Sommeil	Urines	Selles
	G / D					
	G / D					
	G / D					
	G / D					
	G / D					
	G / D					
	G / D					
	G / D					
	G / D					
	G / D					
	G / D					
	G / D					
	G / D					
	G / D					
	G / D					
	G / D					
	G / D					
	G / D					
	G / D					

(TETEES / BIBERONS · TEMPS D'EVEIL et SOMMEIL · COUCHES)

OBSERVATIONS PARTICULIERES OU INTERROGATIONS

____

____

____

____

LA JOURNÉE DE MON BÉBÉ

Souvenirs du jour

DATE :

LA JOURNÉE DE MON BÉBÉ

Suivi quotidien

DATE :

	TETEES / BIBERONS		ACTIVITE et SOMMEIL		COUCHES	
Heure	Sein	Observation	Activité	Sieste	Urines	Selles
	G / D					
	G / D					
	G / D					
	G / D					
	G / D					
	G / D					
	G / D					
	G / D					
	G / D					
	G / D					
	G / D					
	G / D					
	G / D					
	G / D					
	G / D					
	G / D					
	G / D					
	G / D					
	G / D					

OBSERVATIONS PARTICULIERES OU INTERROGATIONS

LA NUIT DE MON BÉBÉ

Suivi quotidien

DATE :

Heure	Sein	Observation	Eveil	Sommeil	Urines	Selles
		TETEES / BIBERONS	**TEMPS D'EVEIL et SOMMEIL**		**COUCHES**	
	G / D					
	G / D					
	G / D					
	G / D					
	G / D					
	G / D					
	G / D					
	G / D					
	G / D					
	G / D					
	G / D					
	G / D					
	G / D					
	G / D					
	G / D					
	G / D					
	G / D					
	G / D					
	G / D					

OBSERVATIONS PARTICULIERES OU INTERROGATIONS

LA JOURNÉE DE MON BÉBÉ

Souvenirs du jour

DATE :

NOTES GENERALES

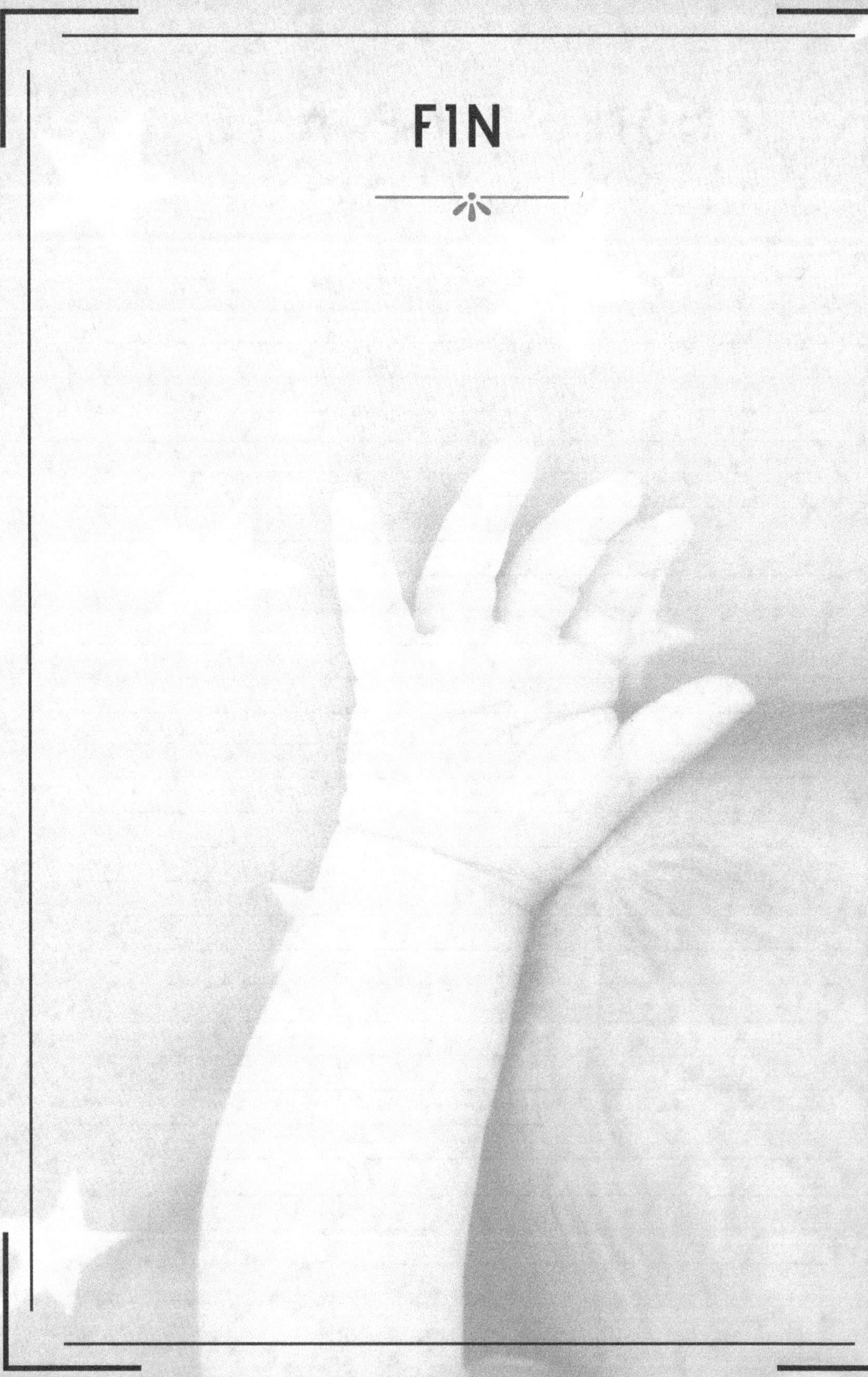
F1N